Libro di bordo del dolore

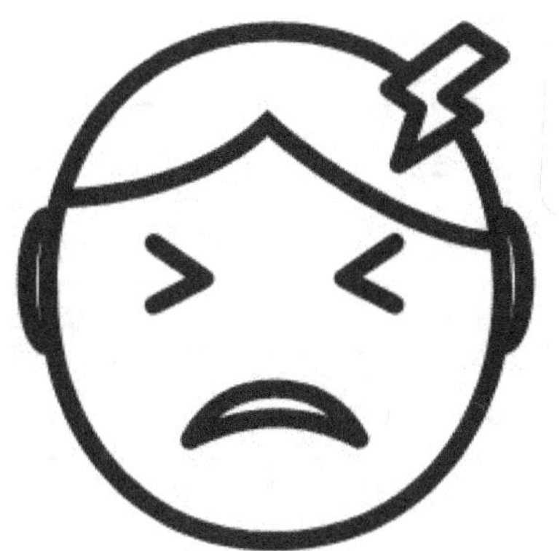

Questo libro appartiene a:

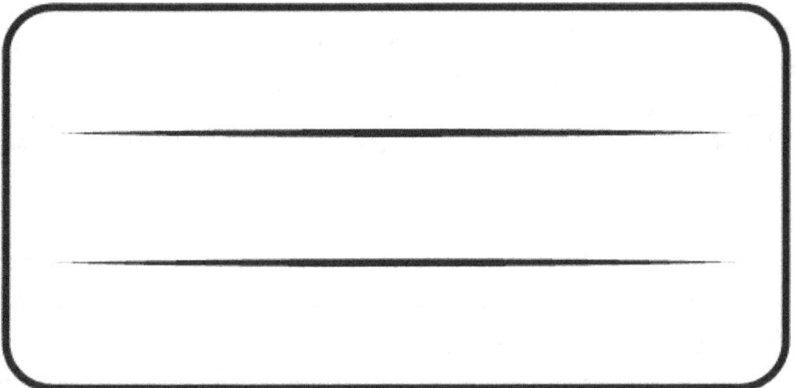

Questo libro di bordo registra date, energia, attività, sonno, livelli/area di dolore, pasti e molte altre cose utili.

Libro di bordo del dolore

Data :-		Lun	Mar	Mer	Gio	Ven	Sab	Dom

Area del dolore

Inizio	Fine

Durata

Sito del corpo

Fronte	Retro
Sinistra	Destra

Gravità

1	2	3	4	5	6	7	8	9	10

Inizio	Fine

Durata

Sito del corpo

Fronte	Retro
Sinistra	Destra

Gravità

1	2	3	4	5	6	7	8	9	10

Inizio	Fine

Durata

Sito del corpo

Fronte	Retro
Sinistra	Destra

Gravità

1	2	3	4	5	6	7	8	9	10

Energia

☆ ☆ ☆ ☆ ☆

Attività

☆ ☆ ☆ ☆ ☆

Dormire

☆ ☆ ☆ ☆ ☆

Altri sintomi	Trigger	Misure di soccorso

Commenti

Libro di bordo del dolore

Data :-		Lun	Mar	Mer	Gio	Ven	Sab	Dom

Area del dolore

Inizio	Fine

Durata

Sito del corpo

Fronte	Retro
Sinistra	Destra

Gravità

1	2	3	4	5	6	7	8	9	10

Inizio	Fine

Durata

Sito del corpo

Fronte	Retro
Sinistra	Destra

Gravità

1	2	3	4	5	6	7	8	9	10

Inizio	Fine

Durata

Sito del corpo

Fronte	Retro
Sinistra	Destra

Gravità

1	2	3	4	5	6	7	8	9	10

Energia

☆ ☆ ☆ ☆ ☆

Attività

☆ ☆ ☆ ☆ ☆

Dormire

☆ ☆ ☆ ☆ ☆

Altri sintomi	Trigger	Misure di soccorso

Commenti

Libro di bordo del dolore

Data :-		Lun	Mar	Mer	Gio	Ven	Sab	Dom

Area del dolore

Inizio	Fine

Durata

Sito del corpo

Fronte	Retro
Sinistra	Destra

Gravità

1	2	3	4	5	6	7	8	9	10

Inizio	Fine

Durata

Sito del corpo

Fronte	Retro
Sinistra	Destra

Gravità

1	2	3	4	5	6	7	8	9	10

Inizio	Fine

Durata

Sito del corpo

Fronte	Retro
Sinistra	Destra

Gravità

1	2	3	4	5	6	7	8	9	10

Energia

☆ ☆ ☆ ☆ ☆

Attività

☆ ☆ ☆ ☆ ☆

Dormire

☆ ☆ ☆ ☆ ☆

Altri sintomi	Trigger	Misure di soccorso

Commenti

Libro di bordo del dolore

Data :-		Lun	Mar	Mer	Gio	Ven	Sab	Dom

Area del dolore

Inizio	Fine

Durata

Sito del corpo

Fronte	Retro
Sinistra	Destra

Gravità

1	2	3	4	5	6	7	8	9	10

Inizio	Fine

Durata

Sito del corpo

Fronte	Retro
Sinistra	Destra

Gravità

1	2	3	4	5	6	7	8	9	10

Inizio	Fine

Durata

Sito del corpo

Fronte	Retro
Sinistra	Destra

Gravità

1	2	3	4	5	6	7	8	9	10

Energia

☆ ☆ ☆ ☆ ☆

Attività

☆ ☆ ☆ ☆ ☆

Dormire

☆ ☆ ☆ ☆ ☆

Altri sintomi	Trigger	Misure di soccorso

Commenti

Libro di bordo del dolore

Data :-		Lun	Mar	Mer	Gio	Ven	Sab	Dom

Area del dolore

Inizio	Fine

Durata

Sito del corpo

Fronte	Retro
Sinistra	Destra

Gravità

1	2	3	4	5	6	7	8	9	10

Inizio	Fine

Durata

Sito del corpo

Fronte	Retro
Sinistra	Destra

Gravità

1	2	3	4	5	6	7	8	9	10

Inizio	Fine

Durata

Sito del corpo

Fronte	Retro
Sinistra	Destra

Gravità

1	2	3	4	5	6	7	8	9	10

Energia

☆ ☆ ☆ ☆ ☆

Attività

☆ ☆ ☆ ☆ ☆

Dormire

☆ ☆ ☆ ☆ ☆

Altri sintomi	Trigger	Misure di soccorso

Commenti

Libro di bordo del dolore

Data :-		Lun	Mar	Mer	Gio	Ven	Sab	Dom

Area del dolore

Inizio	Fine

Durata

Sito del corpo

Fronte	Retro
Sinistra	Destra

Gravità

1	2	3	4	5	6	7	8	9	10

Inizio	Fine

Durata

Sito del corpo

Fronte	Retro
Sinistra	Destra

Gravità

1	2	3	4	5	6	7	8	9	10

Inizio	Fine

Durata

Sito del corpo

Fronte	Retro
Sinistra	Destra

Gravità

1	2	3	4	5	6	7	8	9	10

Energia

☆ ☆ ☆ ☆ ☆

Attività

☆ ☆ ☆ ☆ ☆

Dormire

☆ ☆ ☆ ☆ ☆

Altri sintomi	Trigger	Misure di soccorso

Commenti

Libro di bordo del dolore

Data :-		Lun	Mar	Mer	Gio	Ven	Sab	Dom

Area del dolore

Inizio	Fine

Durata

Sito del corpo

Fronte	Retro
Sinistra	Destra

Gravità									
1	2	3	4	5	6	7	8	9	10

Inizio	Fine

Durata

Sito del corpo

Fronte	Retro
Sinistra	Destra

Gravità									
1	2	3	4	5	6	7	8	9	10

Inizio	Fine

Durata

Sito del corpo

Fronte	Retro
Sinistra	Destra

Gravità									
1	2	3	4	5	6	7	8	9	10

Energia
☆ ☆ ☆ ☆ ☆

Attività
☆ ☆ ☆ ☆ ☆

Dormire
☆ ☆ ☆ ☆ ☆

Altri sintomi	Trigger	Misure di soccorso

Commenti

Libro di bordo del dolore

Data :-		Lun	Mar	Mer	Gio	Ven	Sab	Dom

Area del dolore

Inizio	Fine

Durata

Sito del corpo

Fronte	Retro
Sinistra	Destra

Gravità									
1	2	3	4	5	6	7	8	9	10

Inizio	Fine

Durata

Sito del corpo

Fronte	Retro
Sinistra	Destra

Gravità									
1	2	3	4	5	6	7	8	9	10

Inizio	Fine

Durata

Sito del corpo

Fronte	Retro
Sinistra	Destra

Gravità									
1	2	3	4	5	6	7	8	9	10

Energia

☆ ☆ ☆ ☆ ☆

Attività

☆ ☆ ☆ ☆ ☆

Dormire

☆ ☆ ☆ ☆ ☆

Altri sintomi	Trigger	Misure di soccorso

Commenti

Libro di bordo del dolore

Data :-		Lun	Mar	Mer	Gio	Ven	Sab	Dom

Area del dolore

Inizio	Fine

Durata

Sito del corpo	
Fronte	Retro
Sinistra	Destra

Gravità									
1	2	3	4	5	6	7	8	9	10

Inizio	Fine

Durata

Sito del corpo	
Fronte	Retro
Sinistra	Destra

Gravità									
1	2	3	4	5	6	7	8	9	10

Inizio	Fine

Durata

Sito del corpo	
Fronte	Retro
Sinistra	Destra

Gravità									
1	2	3	4	5	6	7	8	9	10

Energia

☆ ☆ ☆ ☆ ☆

Attività

☆ ☆ ☆ ☆ ☆

Dormire

☆ ☆ ☆ ☆ ☆

Altri sintomi	Trigger	Misure di soccorso

Commenti

Libro di bordo del dolore

Data :-		Lun	Mar	Mer	Gio	Ven	Sab	Dom

Area del dolore

Inizio	Fine

Durata

Sito del corpo

Fronte	Retro
Sinistra	Destra

Gravità									
1	2	3	4	5	6	7	8	9	10

Inizio	Fine

Durata

Sito del corpo

Fronte	Retro
Sinistra	Destra

Gravità									
1	2	3	4	5	6	7	8	9	10

Inizio	Fine

Durata

Sito del corpo

Fronte	Retro
Sinistra	Destra

Gravità									
1	2	3	4	5	6	7	8	9	10

Energia
☆ ☆ ☆ ☆ ☆

Attività
☆ ☆ ☆ ☆ ☆

Dormire
☆ ☆ ☆ ☆ ☆

Altri sintomi	Trigger	Misure di soccorso

Commenti

Libro di bordo del dolore

Data :-		Lun	Mar	Mer	Gio	Ven	Sab	Dom

Area del dolore

Energia
☆ ☆ ☆ ☆ ☆

Attività
☆ ☆ ☆ ☆ ☆

Dormire
☆ ☆ ☆ ☆ ☆

Inizio	Fine

Durata

Sito del corpo

Fronte	Retro
Sinistra	Destra

Gravità

1	2	3	4	5	6	7	8	9	10

Inizio	Fine

Durata

Sito del corpo

Fronte	Retro
Sinistra	Destra

Gravità

1	2	3	4	5	6	7	8	9	10

Inizio	Fine

Durata

Sito del corpo

Fronte	Retro
Sinistra	Destra

Gravità

1	2	3	4	5	6	7	8	9	10

Altri sintomi	Trigger	Misure di soccorso

Commenti

Libro di bordo del dolore

Data :-		Lun	Mar	Mer	Gio	Ven	Sab	Dom

Area del dolore

Inizio	Fine

Durata

Sito del corpo

Fronte	Retro
Sinistra	Destra

Gravità

1	2	3	4	5	6	7	8	9	10

Inizio	Fine

Durata

Sito del corpo

Fronte	Retro
Sinistra	Destra

Gravità

1	2	3	4	5	6	7	8	9	10

Inizio	Fine

Durata

Sito del corpo

Fronte	Retro
Sinistra	Destra

Gravità

1	2	3	4	5	6	7	8	9	10

Energia

☆ ☆ ☆ ☆ ☆

Attività

☆ ☆ ☆ ☆ ☆

Dormire

☆ ☆ ☆ ☆ ☆

Altri sintomi	Trigger	Misure di soccorso

Commenti

Libro di bordo del dolore

Data :-		Lun	Mar	Mer	Gio	Ven	Sab	Dom

Area del dolore

Inizio	Fine

Durata

Sito del corpo

Fronte	Retro
Sinistra	Destra

Gravità

1	2	3	4	5	6	7	8	9	10

Inizio	Fine

Durata

Sito del corpo

Fronte	Retro
Sinistra	Destra

Gravità

1	2	3	4	5	6	7	8	9	10

Inizio	Fine

Durata

Sito del corpo

Fronte	Retro
Sinistra	Destra

Gravità

1	2	3	4	5	6	7	8	9	10

Energia

☆ ☆ ☆ ☆ ☆

Attività

☆ ☆ ☆ ☆ ☆

Dormire

☆ ☆ ☆ ☆ ☆

Altri sintomi	Trigger	Misure di soccorso

Commenti

Libro di bordo del dolore

Data :-		Lun	Mar	Mer	Gio	Ven	Sab	Dom

Area del dolore

Energia

☆ ☆ ☆ ☆ ☆

Attività

☆ ☆ ☆ ☆ ☆

Dormire

☆ ☆ ☆ ☆ ☆

Inizio	Fine
Durata	

Sito del corpo	
Fronte	Retro
Sinistra	Destra

Gravità

1	2	3	4	5	6	7	8	9	10

Inizio	Fine
Durata	

Sito del corpo	
Fronte	Retro
Sinistra	Destra

Gravità

1	2	3	4	5	6	7	8	9	10

Inizio	Fine
Durata	

Sito del corpo	
Fronte	Retro
Sinistra	Destra

Gravità

1	2	3	4	5	6	7	8	9	10

Altri sintomi	Trigger	Misure di soccorso

Commenti

Libro di bordo del dolore

Data :-		Lun	Mar	Mer	Gio	Ven	Sab	Dom

Area del dolore

Inizio	Fine
Durata	

Sito del corpo	
Fronte	Retro
Sinistra	Destra

Gravità

1	2	3	4	5	6	7	8	9	10

Inizio	Fine
Durata	

Sito del corpo	
Fronte	Retro
Sinistra	Destra

Gravità

1	2	3	4	5	6	7	8	9	10

Inizio	Fine
Durata	

Sito del corpo	
Fronte	Retro
Sinistra	Destra

Gravità

1	2	3	4	5	6	7	8	9	10

Energia

☆ ☆ ☆ ☆ ☆

Attività

☆ ☆ ☆ ☆ ☆

Dormire

☆ ☆ ☆ ☆ ☆

Altri sintomi	Trigger	Misure di soccorso

Commenti

Libro di bordo del dolore

Data :-		Lun	Mar	Mer	Gio	Ven	Sab	Dom

Area del dolore

Inizio	Fine
Durata	

Sito del corpo	
Fronte	Retro
Sinistra	Destra

Gravità

1	2	3	4	5	6	7	8	9	10

Inizio	Fine
Durata	

Sito del corpo	
Fronte	Retro
Sinistra	Destra

Gravità

1	2	3	4	5	6	7	8	9	10

Inizio	Fine
Durata	

Sito del corpo	
Fronte	Retro
Sinistra	Destra

Gravità

1	2	3	4	5	6	7	8	9	10

Energia

☆ ☆ ☆ ☆ ☆

Attività

☆ ☆ ☆ ☆ ☆

Dormire

☆ ☆ ☆ ☆ ☆

Altri sintomi	Trigger	Misure di soccorso

Commenti

Libro di bordo del dolore

Data :-		Lun	Mar	Mer	Gio	Ven	Sab	Dom

Area del dolore

Energia
☆ ☆ ☆ ☆ ☆

Attività
☆ ☆ ☆ ☆ ☆

Dormire
☆ ☆ ☆ ☆ ☆

Inizio	Fine

Durata

Sito del corpo

Fronte	Retro
Sinistra	Destra

Gravità

1	2	3	4	5	6	7	8	9	10

Inizio	Fine

Durata

Sito del corpo

Fronte	Retro
Sinistra	Destra

Gravità

1	2	3	4	5	6	7	8	9	10

Inizio	Fine

Durata

Sito del corpo

Fronte	Retro
Sinistra	Destra

Gravità

1	2	3	4	5	6	7	8	9	10

Altri sintomi	Trigger	Misure di soccorso

Commenti

Libro di bordo del dolore

Data :-		Lun	Mar	Mer	Gio	Ven	Sab	Dom

Area del dolore

Inizio	Fine

Durata

Sito del corpo

Fronte	Retro
Sinistra	Destra

Gravità

1	2	3	4	5	6	7	8	9	10

Inizio	Fine

Durata

Sito del corpo

Fronte	Retro
Sinistra	Destra

Gravità

1	2	3	4	5	6	7	8	9	10

Inizio	Fine

Durata

Sito del corpo

Fronte	Retro
Sinistra	Destra

Gravità

1	2	3	4	5	6	7	8	9	10

Energia

☆ ☆ ☆ ☆ ☆

Attività

☆ ☆ ☆ ☆ ☆

Dormire

☆ ☆ ☆ ☆ ☆

Altri sintomi	Trigger	Misure di soccorso

Commenti

Libro di bordo del dolore

Data :-		Lun	Mar	Mer	Gio	Ven	Sab	Dom

Area del dolore

Energia
☆ ☆ ☆ ☆ ☆

Attività
☆ ☆ ☆ ☆ ☆

Dormire
☆ ☆ ☆ ☆ ☆

Inizio	Fine

Durata	

Sito del corpo

Fronte	Retro
Sinistra	Destra

Gravità

1	2	3	4	5	6	7	8	9	10

Inizio	Fine

Durata	

Sito del corpo

Fronte	Retro
Sinistra	Destra

Gravità

1	2	3	4	5	6	7	8	9	10

Inizio	Fine

Durata	

Sito del corpo

Fronte	Retro
Sinistra	Destra

Gravità

1	2	3	4	5	6	7	8	9	10

Altri sintomi	Trigger	Misure di soccorso

Commenti

Libro di bordo del dolore

Data :-		Lun	Mar	Mer	Gio	Ven	Sab	Dom

Area del dolore

Inizio	Fine		Sito del corpo	
Durata			Fronte	Retro
			Sinistra	Destra

Gravità

1	2	3	4	5	6	7	8	9	10

Inizio	Fine		Sito del corpo	
Durata			Fronte	Retro
			Sinistra	Destra

Gravità

1	2	3	4	5	6	7	8	9	10

Inizio	Fine		Sito del corpo	
Durata			Fronte	Retro
			Sinistra	Destra

Gravità

1	2	3	4	5	6	7	8	9	10

Energia

☆ ☆ ☆ ☆ ☆

Attività

☆ ☆ ☆ ☆ ☆

Dormire

☆ ☆ ☆ ☆ ☆

Altri sintomi	Trigger	Misure di soccorso

Commenti

Libro di bordo del dolore

Data :-		Lun	Mar	Mer	Gio	Ven	Sab	Dom

Area del dolore

Inizio	Fine

Durata	

Sito del corpo

Fronte	Retro
Sinistra	Destra

Gravità

1	2	3	4	5	6	7	8	9	10

Inizio	Fine

Durata	

Sito del corpo

Fronte	Retro
Sinistra	Destra

Gravità

1	2	3	4	5	6	7	8	9	10

Inizio	Fine

Durata	

Sito del corpo

Fronte	Retro
Sinistra	Destra

Gravità

1	2	3	4	5	6	7	8	9	10

Energia

☆ ☆ ☆ ☆ ☆

Attività

☆ ☆ ☆ ☆ ☆

Dormire

☆ ☆ ☆ ☆ ☆

Altri sintomi	Trigger	Misure di soccorso

Commenti

Libro di bordo del dolore

Data :-		Lun	Mar	Mer	Gio	Ven	Sab	Dom

Area del dolore

Inizio	Fine

Durata

Sito del corpo

Fronte	Retro
Sinistra	Destra

Gravità									
1	2	3	4	5	6	7	8	9	10

Inizio	Fine

Durata

Sito del corpo

Fronte	Retro
Sinistra	Destra

Gravità									
1	2	3	4	5	6	7	8	9	10

Inizio	Fine

Durata

Sito del corpo

Fronte	Retro
Sinistra	Destra

Gravità									
1	2	3	4	5	6	7	8	9	10

Energia
☆ ☆ ☆ ☆ ☆

Attività
☆ ☆ ☆ ☆ ☆

Dormire
☆ ☆ ☆ ☆ ☆

Altri sintomi	Trigger	Misure di soccorso

Commenti

Libro di bordo del dolore

Data :-		Lun	Mar	Mer	Gio	Ven	Sab	Dom

Area del dolore

Inizio	Fine

Durata

Sito del corpo

Fronte	Retro
Sinistra	Destra

Gravità

1	2	3	4	5	6	7	8	9	10

Inizio	Fine

Durata

Sito del corpo

Fronte	Retro
Sinistra	Destra

Gravità

1	2	3	4	5	6	7	8	9	10

Inizio	Fine

Durata

Sito del corpo

Fronte	Retro
Sinistra	Destra

Gravità

1	2	3	4	5	6	7	8	9	10

Energia

☆ ☆ ☆ ☆ ☆

Attività

☆ ☆ ☆ ☆ ☆

Dormire

☆ ☆ ☆ ☆ ☆

Altri sintomi	Trigger	Misure di soccorso

Commenti

Libro di bordo del dolore

Data :-		Lun	Mar	Mer	Gio	Ven	Sab	Dom

Area del dolore

Inizio	Fine

Durata

Sito del corpo

Fronte	Retro
Sinistra	Destra

Gravità

1	2	3	4	5	6	7	8	9	10

Inizio	Fine

Durata

Sito del corpo

Fronte	Retro
Sinistra	Destra

Gravità

1	2	3	4	5	6	7	8	9	10

Inizio	Fine

Durata

Sito del corpo

Fronte	Retro
Sinistra	Destra

Gravità

1	2	3	4	5	6	7	8	9	10

Energia

☆ ☆ ☆ ☆ ☆

Attività

☆ ☆ ☆ ☆ ☆

Dormire

☆ ☆ ☆ ☆ ☆

Altri sintomi	Trigger	Misure di soccorso

Commenti

Libro di bordo del dolore

Data :-		Lun	Mar	Mer	Gio	Ven	Sab	Dom

Area del dolore

Inizio	Fine

Durata

Sito del corpo

Fronte	Retro
Sinistra	Destra

Gravità

1	2	3	4	5	6	7	8	9	10

Inizio	Fine

Durata

Sito del corpo

Fronte	Retro
Sinistra	Destra

Gravità

1	2	3	4	5	6	7	8	9	10

Inizio	Fine

Durata

Sito del corpo

Fronte	Retro
Sinistra	Destra

Gravità

1	2	3	4	5	6	7	8	9	10

Energia

☆ ☆ ☆ ☆ ☆

Attività

☆ ☆ ☆ ☆ ☆

Dormire

☆ ☆ ☆ ☆ ☆

Altri sintomi	Trigger	Misure di soccorso

Commenti

Libro di bordo del dolore

Data :-		Lun	Mar	Mer	Gio	Ven	Sab	Dom

Area del dolore

Energia

☆ ☆ ☆ ☆ ☆

Attività

☆ ☆ ☆ ☆ ☆

Dormire

☆ ☆ ☆ ☆ ☆

Inizio	Fine
Durata	

Sito del corpo	
Fronte	Retro
Sinistra	Destra

Gravità

1	2	3	4	5	6	7	8	9	10

Inizio	Fine
Durata	

Sito del corpo	
Fronte	Retro
Sinistra	Destra

Gravità

1	2	3	4	5	6	7	8	9	10

Inizio	Fine
Durata	

Sito del corpo	
Fronte	Retro
Sinistra	Destra

Gravità

1	2	3	4	5	6	7	8	9	10

Altri sintomi	Trigger	Misure di soccorso

Commenti

Libro di bordo del dolore

Data :-		Lun	Mar	Mer	Gio	Ven	Sab	Dom

Area del dolore

Inizio / Fine

Inizio	Fine

Durata

Sito del corpo

Sito del corpo	

Fronte	Retro
Sinistra	Destra

Gravità

1	2	3	4	5	6	7	8	9	10

Inizio	Fine

Durata

Sito del corpo	

Fronte	Retro
Sinistra	Destra

Gravità

1	2	3	4	5	6	7	8	9	10

Inizio	Fine

Durata

Sito del corpo	

Fronte	Retro
Sinistra	Destra

Gravità

1	2	3	4	5	6	7	8	9	10

Energia

☆ ☆ ☆ ☆ ☆

Attività

☆ ☆ ☆ ☆ ☆

Dormire

☆ ☆ ☆ ☆ ☆

Altri sintomi	Trigger	Misure di soccorso

Commenti

Libro di bordo del dolore

Data :-		Lun	Mar	Mer	Gio	Ven	Sab	Dom

Area del dolore

Inizio	Fine

Durata

Sito del corpo

Fronte	Retro
Sinistra	Destra

Gravità

1	2	3	4	5	6	7	8	9	10

Inizio	Fine

Durata

Sito del corpo

Fronte	Retro
Sinistra	Destra

Gravità

1	2	3	4	5	6	7	8	9	10

Inizio	Fine

Durata

Sito del corpo

Fronte	Retro
Sinistra	Destra

Gravità

1	2	3	4	5	6	7	8	9	10

Energia

☆ ☆ ☆ ☆ ☆

Attività

☆ ☆ ☆ ☆ ☆

Dormire

☆ ☆ ☆ ☆ ☆

Altri sintomi	Trigger	Misure di soccorso

Commenti

Libro di bordo del dolore

Data :-	Lun	Mar	Mer	Gio	Ven	Sab	Dom

Area del dolore

Inizio	Fine

Durata

Sito del corpo

Fronte	Retro
Sinistra	Destra

Gravità

1	2	3	4	5	6	7	8	9	10

Inizio	Fine

Durata

Sito del corpo

Fronte	Retro
Sinistra	Destra

Gravità

1	2	3	4	5	6	7	8	9	10

Inizio	Fine

Durata

Sito del corpo

Fronte	Retro
Sinistra	Destra

Gravità

1	2	3	4	5	6	7	8	9	10

Energia

☆ ☆ ☆ ☆ ☆

Attività

☆ ☆ ☆ ☆ ☆

Dormire

☆ ☆ ☆ ☆ ☆

Altri sintomi	Trigger	Misure di soccorso

Commenti

Libro di bordo del dolore

Data :-	Lun	Mar	Mer	Gio	Ven	Sab	Dom

Area del dolore

Inizio	Fine

Durata

Sito del corpo

Fronte	Retro
Sinistra	Destra

Gravità

1	2	3	4	5	6	7	8	9	10

Inizio	Fine

Durata

Sito del corpo

Fronte	Retro
Sinistra	Destra

Gravità

1	2	3	4	5	6	7	8	9	10

Inizio	Fine

Durata

Sito del corpo

Fronte	Retro
Sinistra	Destra

Gravità

1	2	3	4	5	6	7	8	9	10

Energia

☆ ☆ ☆ ☆ ☆

Attività

☆ ☆ ☆ ☆ ☆

Dormire

☆ ☆ ☆ ☆ ☆

Altri sintomi	Trigger	Misure di soccorso

Commenti

Libro di bordo del dolore

Data :-		Lun	Mar	Mer	Gio	Ven	Sab	Dom

Area del dolore

Energia
☆ ☆ ☆ ☆ ☆
Attività
☆ ☆ ☆ ☆ ☆
Dormire
☆ ☆ ☆ ☆ ☆

Inizio	Fine
Durata	

Sito del corpo

Fronte	Retro
Sinistra	Destra

Gravità

1	2	3	4	5	6	7	8	9	10

Inizio	Fine
Durata	

Sito del corpo

Fronte	Retro
Sinistra	Destra

Gravità

1	2	3	4	5	6	7	8	9	10

Inizio	Fine
Durata	

Sito del corpo

Fronte	Retro
Sinistra	Destra

Gravità

1	2	3	4	5	6	7	8	9	10

Altri sintomi	Trigger	Misure di soccorso

Commenti

Libro di bordo del dolore

Data :-		Lun	Mar	Mer	Gio	Ven	Sab	Dom

Area del dolore

Inizio	Fine		Sito del corpo	
Durata			Fronte	Retro
			Sinistra	Destra

Gravità

1	2	3	4	5	6	7	8	9	10

Inizio	Fine		Sito del corpo	
Durata			Fronte	Retro
			Sinistra	Destra

Gravità

1	2	3	4	5	6	7	8	9	10

Inizio	Fine		Sito del corpo	
Durata			Fronte	Retro
			Sinistra	Destra

Gravità

1	2	3	4	5	6	7	8	9	10

Energia

☆ ☆ ☆ ☆ ☆

Attività

☆ ☆ ☆ ☆ ☆

Dormire

☆ ☆ ☆ ☆ ☆

Altri sintomi	Trigger	Misure di soccorso

Commenti

Libro di bordo del dolore

Data :-		Lun	Mar	Mer	Gio	Ven	Sab	Dom

Area del dolore

Energia

☆ ☆ ☆ ☆ ☆

Attività

☆ ☆ ☆ ☆ ☆

Dormire

☆ ☆ ☆ ☆ ☆

Inizio	Fine

Durata

Sito del corpo

Fronte	Retro
Sinistra	Destra

Gravità

1	2	3	4	5	6	7	8	9	10

Inizio	Fine

Durata

Sito del corpo

Fronte	Retro
Sinistra	Destra

Gravità

1	2	3	4	5	6	7	8	9	10

Inizio	Fine

Durata

Sito del corpo

Fronte	Retro
Sinistra	Destra

Gravità

1	2	3	4	5	6	7	8	9	10

Altri sintomi	Trigger	Misure di soccorso

Commenti

Libro di bordo del dolore

Data :-	Lun	Mar	Mer	Gio	Ven	Sab	Dom

Area del dolore

Inizio	Fine

Durata

Sito del corpo

Fronte	Retro
Sinistra	Destra

Gravità

1	2	3	4	5	6	7	8	9	10

Inizio	Fine

Durata

Sito del corpo

Fronte	Retro
Sinistra	Destra

Gravità

1	2	3	4	5	6	7	8	9	10

Inizio	Fine

Durata

Sito del corpo

Fronte	Retro
Sinistra	Destra

Gravità

1	2	3	4	5	6	7	8	9	10

Energia

☆ ☆ ☆ ☆ ☆

Attività

☆ ☆ ☆ ☆ ☆

Dormire

☆ ☆ ☆ ☆ ☆

Altri sintomi	Trigger	Misure di soccorso

Commenti

Libro di bordo del dolore

Data :-		Lun	Mar	Mer	Gio	Ven	Sab	Dom

Area del dolore

Energia
☆ ☆ ☆ ☆ ☆

Attività
☆ ☆ ☆ ☆ ☆

Dormire
☆ ☆ ☆ ☆ ☆

Inizio	Fine

Durata

Sito del corpo

Fronte	Retro
Sinistra	Destra

Gravità

1	2	3	4	5	6	7	8	9	10

Inizio	Fine

Durata

Sito del corpo

Fronte	Retro
Sinistra	Destra

Gravità

1	2	3	4	5	6	7	8	9	10

Inizio	Fine

Durata

Sito del corpo

Fronte	Retro
Sinistra	Destra

Gravità

1	2	3	4	5	6	7	8	9	10

Altri sintomi	Trigger	Misure di soccorso

Commenti

Libro di bordo del dolore

Data :-		Lun	Mar	Mer	Gio	Ven	Sab	Dom

Area del dolore

Inizio	Fine

Durata

Sito del corpo	
Fronte	Retro
Sinistra	Destra

Gravità									
1	2	3	4	5	6	7	8	9	10

Inizio	Fine

Durata

Sito del corpo	
Fronte	Retro
Sinistra	Destra

Gravità									
1	2	3	4	5	6	7	8	9	10

Inizio	Fine

Durata

Sito del corpo	
Fronte	Retro
Sinistra	Destra

Gravità									
1	2	3	4	5	6	7	8	9	10

Energia
☆ ☆ ☆ ☆ ☆

Attività
☆ ☆ ☆ ☆ ☆

Dormire
☆ ☆ ☆ ☆ ☆

Altri sintomi	Trigger	Misure di soccorso

Commenti

Libro di bordo del dolore

Data :-		Lun	Mar	Mer	Gio	Ven	Sab	Dom

Area del dolore

Inizio	Fine

Durata	

Sito del corpo	
Fronte	Retro
Sinistra	Destra

Gravità

1	2	3	4	5	6	7	8	9	10

Inizio	Fine

Durata	

Sito del corpo	
Fronte	Retro
Sinistra	Destra

Gravità

1	2	3	4	5	6	7	8	9	10

Inizio	Fine

Durata	

Sito del corpo	
Fronte	Retro
Sinistra	Destra

Gravità

1	2	3	4	5	6	7	8	9	10

Energia
☆ ☆ ☆ ☆ ☆

Attività
★ ★ ☆ ☆ ☆

Dormire
☆ ☆ ☆ ☆ ☆

Altri sintomi	Trigger	Misure di soccorso

Commenti

Libro di bordo del dolore

Data :-		Lun	Mar	Mer	Gio	Ven	Sab	Dom

Area del dolore

Inizio	Fine	Sito del corpo	
Durata		Fronte	Retro
		Sinistra	Destra

Gravità

1	2	3	4	5	6	7	8	9	10

Inizio	Fine	Sito del corpo	
Durata		Fronte	Retro
		Sinistra	Destra

Gravità

1	2	3	4	5	6	7	8	9	10

Inizio	Fine	Sito del corpo	
Durata		Fronte	Retro
		Sinistra	Destra

Gravità

1	2	3	4	5	6	7	8	9	10

Energia

☆ ☆ ☆ ☆ ☆

Attività

☆ ☆ ☆ ☆ ☆

Dormire

☆ ☆ ☆ ☆ ☆

Altri sintomi	Trigger	Misure di soccorso

Commenti

Libro di bordo del dolore

Data :-		Lun	Mar	Mer	Gio	Ven	Sab	Dom

Area del dolore

Energia
☆ ☆ ☆ ☆ ☆

Attività
☆ ☆ ☆ ☆ ☆

Dormire
☆ ☆ ☆ ☆ ☆

Inizio	Fine

Durata

Sito del corpo

Fronte	Retro
Sinistra	Destra

Gravità

1	2	3	4	5	6	7	8	9	10

Inizio	Fine

Durata

Sito del corpo

Fronte	Retro
Sinistra	Destra

Gravità

1	2	3	4	5	6	7	8	9	10

Inizio	Fine

Durata

Sito del corpo

Fronte	Retro
Sinistra	Destra

Gravità

1	2	3	4	5	6	7	8	9	10

Altri sintomi	Trigger	Misure di soccorso

Commenti

Libro di bordo del dolore

Data :-		Lun	Mar	Mer	Gio	Ven	Sab	Dom

Area del dolore

Inizio	Fine

Durata	

Sito del corpo

Fronte	Retro
Sinistra	Destra

Gravità									
1	2	3	4	5	6	7	8	9	10

Inizio	Fine

Durata	

Sito del corpo

Fronte	Retro
Sinistra	Destra

Gravità									
1	2	3	4	5	6	7	8	9	10

Inizio	Fine

Durata	

Sito del corpo

Fronte	Retro
Sinistra	Destra

Gravità									
1	2	3	4	5	6	7	8	9	10

Energia

☆ ☆ ☆ ☆ ☆

Attività

☆ ☆ ☆ ☆ ☆

Dormire

☆ ☆ ☆ ☆ ☆

Altri sintomi	Trigger	Misure di soccorso

Commenti

Libro di bordo del dolore

Data :-		Lun	Mar	Mer	Gio	Ven	Sab	Dom

Area del dolore

Energia

☆ ☆ ☆ ☆ ☆

Attività

☆ ☆ ☆ ☆ ☆

Dormire

☆ ☆ ☆ ☆ ☆

Inizio	Fine

Durata

Sito del corpo

Fronte	Retro
Sinistra	Destra

Gravità

1	2	3	4	5	6	7	8	9	10

Inizio	Fine

Durata

Sito del corpo

Fronte	Retro
Sinistra	Destra

Gravità

1	2	3	4	5	6	7	8	9	10

Inizio	Fine

Durata

Sito del corpo

Fronte	Retro
Sinistra	Destra

Gravità

1	2	3	4	5	6	7	8	9	10

Altri sintomi	Trigger	Misure di soccorso

Commenti

Libro di bordo del dolore

Data :-		Lun	Mar	Mer	Gio	Ven	Sab	Dom

Area del dolore

Inizio	Fine

Durata

Sito del corpo

Fronte	Retro
Sinistra	Destra

Gravità

1	2	3	4	5	6	7	8	9	10

Inizio	Fine

Durata

Sito del corpo

Fronte	Retro
Sinistra	Destra

Gravità

1	2	3	4	5	6	7	8	9	10

Inizio	Fine

Durata

Sito del corpo

Fronte	Retro
Sinistra	Destra

Gravità

1	2	3	4	5	6	7	8	9	10

Energia

☆ ☆ ☆ ☆ ☆

Attività

☆ ☆ ☆ ☆ ☆

Dormire

☆ ☆ ☆ ☆ ☆

Altri sintomi	Trigger	Misure di soccorso

Commenti

Libro di bordo del dolore

Data :-		Lun	Mar	Mer	Gio	Ven	Sab	Dom

Area del dolore

Inizio	Fine		Sito del corpo	
Durata			Fronte	Retro
			Sinistra	Destra

Gravità									
1	2	3	4	5	6	7	8	9	10

Inizio	Fine		Sito del corpo	
Durata			Fronte	Retro
			Sinistra	Destra

Gravità									
1	2	3	4	5	6	7	8	9	10

Inizio	Fine		Sito del corpo	
Durata			Fronte	Retro
			Sinistra	Destra

Gravità									
1	2	3	4	5	6	7	8	9	10

Energia
☆ ☆ ☆ ☆ ☆

Attività
☆ ☆ ☆ ☆ ☆

Dormire
☆ ☆ ☆ ☆ ☆

Altri sintomi	Trigger	Misure di soccorso

Commenti

Libro di bordo del dolore

Data :-		Lun	Mar	Mer	Gio	Ven	Sab	Dom

Area del dolore

Inizio	Fine
Durata	

Sito del corpo	
Fronte	Retro
Sinistra	Destra

Gravità

1	2	3	4	5	6	7	8	9	10

Inizio	Fine
Durata	

Sito del corpo	
Fronte	Retro
Sinistra	Destra

Gravità

1	2	3	4	5	6	7	8	9	10

Inizio	Fine
Durata	

Sito del corpo	
Fronte	Retro
Sinistra	Destra

Gravità

1	2	3	4	5	6	7	8	9	10

Energia

☆ ☆ ☆ ☆ ☆

Attività

☆ ☆ ☆ ☆ ☆

Dormire

☆ ☆ ☆ ☆ ☆

Altri sintomi	Trigger	Misure di soccorso

Commenti

Libro di bordo del dolore

Data :-	Lun	Mar	Mer	Gio	Ven	Sab	Dom

Area del dolore

Inizio	Fine

Durata

Sito del corpo

Fronte	Retro
Sinistra	Destra

Gravità

1	2	3	4	5	6	7	8	9	10

Inizio	Fine

Durata

Sito del corpo

Fronte	Retro
Sinistra	Destra

Gravità

1	2	3	4	5	6	7	8	9	10

Inizio	Fine

Durata

Sito del corpo

Fronte	Retro
Sinistra	Destra

Gravità

1	2	3	4	5	6	7	8	9	10

Energia

☆ ☆ ☆ ☆ ☆

Attività

☆ ☆ ☆ ☆ ☆

Dormire

☆ ☆ ☆ ☆ ☆

Altri sintomi	Trigger	Misure di soccorso

Commenti

Libro di bordo del dolore

Data :-		Lun	Mar	Mer	Gio	Ven	Sab	Dom

Area del dolore

Inizio	Fine

Durata

Sito del corpo	
Fronte	Retro
Sinistra	Destra

Gravità

1	2	3	4	5	6	7	8	9	10

Inizio	Fine

Durata

Sito del corpo	
Fronte	Retro
Sinistra	Destra

Gravità

1	2	3	4	5	6	7	8	9	10

Inizio	Fine

Durata

Sito del corpo	
Fronte	Retro
Sinistra	Destra

Gravità

1	2	3	4	5	6	7	8	9	10

Energia

☆ ☆ ☆ ☆ ☆

Attività

☆ ☆ ☆ ☆ ☆

Dormire

☆ ☆ ☆ ☆ ☆

Altri sintomi	Trigger	Misure di soccorso

Commenti

Libro di bordo del dolore

Data :-		Lun	Mar	Mer	Gio	Ven	Sab	Dom

Area del dolore

Inizio	Fine

Durata

Sito del corpo

Fronte	Retro
Sinistra	Destra

Gravità

1	2	3	4	5	6	7	8	9	10

Inizio	Fine

Durata

Sito del corpo

Fronte	Retro
Sinistra	Destra

Gravità

1	2	3	4	5	6	7	8	9	10

Inizio	Fine

Durata

Sito del corpo

Fronte	Retro
Sinistra	Destra

Gravità

1	2	3	4	5	6	7	8	9	10

Energia

☆ ☆ ☆ ☆ ☆

Attività

☆ ☆ ☆ ☆ ☆

Dormire

☆ ☆ ☆ ☆ ☆

Altri sintomi	Trigger	Misure di soccorso

Commenti

Libro di bordo del dolore

Data :-		Lun	Mar	Mer	Gio	Ven	Sab	Dom

Area del dolore

Energia
☆ ☆ ☆ ☆ ☆

Attività
☆ ☆ ☆ ☆ ☆

Dormire
☆ ☆ ☆ ☆ ☆

Inizio	Fine

Durata

Sito del corpo

Fronte	Retro
Sinistra	Destra

Gravità
1	2	3	4	5	6	7	8	9	10

Inizio	Fine

Durata

Sito del corpo

Fronte	Retro
Sinistra	Destra

Gravità
1	2	3	4	5	6	7	8	9	10

Inizio	Fine

Durata

Sito del corpo

Fronte	Retro
Sinistra	Destra

Gravità
1	2	3	4	5	6	7	8	9	10

Altri sintomi	Trigger	Misure di soccorso

Commenti

Libro di bordo del dolore

Data :-		Lun	Mar	Mer	Gio	Ven	Sab	Dom

Area del dolore

Inizio	Fine

Durata

Sito del corpo

Fronte	Retro
Sinistra	Destra

Gravità

1	2	3	4	5	6	7	8	9	10

Inizio	Fine

Durata

Sito del corpo

Fronte	Retro
Sinistra	Destra

Gravità

1	2	3	4	5	6	7	8	9	10

Inizio	Fine

Durata

Sito del corpo

Fronte	Retro
Sinistra	Destra

Gravità

1	2	3	4	5	6	7	8	9	10

Energia

☆ ☆ ☆ ☆ ☆

Attività

☆ ☆ ☆ ☆ ☆

Dormire

☆ ☆ ☆ ☆ ☆

Altri sintomi	Trigger	Misure di soccorso

Commenti

Libro di bordo del dolore

Data :-		Lun	Mar	Mer	Gio	Ven	Sab	Dom

Area del dolore

Inizio	Fine

Durata

Sito del corpo

Fronte	Retro
Sinistra	Destra

Gravità

1	2	3	4	5	6	7	8	9	10

Inizio	Fine

Durata

Sito del corpo

Fronte	Retro
Sinistra	Destra

Gravità

1	2	3	4	5	6	7	8	9	10

Inizio	Fine

Durata

Sito del corpo

Fronte	Retro
Sinistra	Destra

Gravità

1	2	3	4	5	6	7	8	9	10

Energia

☆ ☆ ☆ ☆ ☆

Attività

☆ ☆ ☆ ☆ ☆

Dormire

☆ ☆ ☆ ☆ ☆

Altri sintomi	Trigger	Misure di soccorso

Commenti

Libro di bordo del dolore

Data :-		Lun	Mar	Mer	Gio	Ven	Sab	Dom

Area del dolore

Energia
☆ ☆ ☆ ☆ ☆

Attività
☆ ☆ ☆ ☆ ☆

Dormire
☆ ☆ ☆ ☆ ☆

Inizio	Fine

Durata

Sito del corpo

Fronte	Retro
Sinistra	Destra

Gravità

1	2	3	4	5	6	7	8	9	10

Inizio	Fine

Durata

Sito del corpo

Fronte	Retro
Sinistra	Destra

Gravità

1	2	3	4	5	6	7	8	9	10

Inizio	Fine

Durata

Sito del corpo

Fronte	Retro
Sinistra	Destra

Gravità

1	2	3	4	5	6	7	8	9	10

Altri sintomi	Trigger	Misure di soccorso

Commenti

Libro di bordo del dolore

Data :-		Lun	Mar	Mer	Gio	Ven	Sab	Dom

Area del dolore

Inizio	Fine

Durata

Sito del corpo

Fronte	Retro
Sinistra	Destra

Gravità

1	2	3	4	5	6	7	8	9	10

Inizio	Fine

Durata

Sito del corpo

Fronte	Retro
Sinistra	Destra

Gravità

1	2	3	4	5	6	7	8	9	10

Inizio	Fine

Durata

Sito del corpo

Fronte	Retro
Sinistra	Destra

Gravità

1	2	3	4	5	6	7	8	9	10

Energia

☆ ☆ ☆ ☆ ☆

Attività

☆ ☆ ☆ ☆ ☆

Dormire

☆ ☆ ☆ ☆ ☆

Altri sintomi	Trigger	Misure di soccorso

Commenti

Libro di bordo del dolore

Data :-		Lun	Mar	Mer	Gio	Ven	Sab	Dom

Area del dolore

Energia
☆ ☆ ☆ ☆ ☆

Attività
☆ ☆ ☆ ☆ ☆

Dormire
☆ ☆ ☆ ☆ ☆

Inizio	Fine

Durata

Sito del corpo

Fronte	Retro
Sinistra	Destra

Gravità

1	2	3	4	5	6	7	8	9	10

Inizio	Fine

Durata

Sito del corpo

Fronte	Retro
Sinistra	Destra

Gravità

1	2	3	4	5	6	7	8	9	10

Inizio	Fine

Durata

Sito del corpo

Fronte	Retro
Sinistra	Destra

Gravità

1	2	3	4	5	6	7	8	9	10

Altri sintomi	Trigger	Misure di soccorso

Commenti

Libro di bordo del dolore

Data :-		Lun	Mar	Mer	Gio	Ven	Sab	Dom

Area del dolore

Inizio	Fine

Durata

Sito del corpo

Fronte	Retro
Sinistra	Destra

Gravità

1	2	3	4	5	6	7	8	9	10

Inizio	Fine

Durata

Sito del corpo

Fronte	Retro
Sinistra	Destra

Gravità

1	2	3	4	5	6	7	8	9	10

Inizio	Fine

Durata

Sito del corpo

Fronte	Retro
Sinistra	Destra

Gravità

1	2	3	4	5	6	7	8	9	10

Energia

☆ ☆ ☆ ☆ ☆

Attività

☆ ☆ ☆ ☆ ☆

Dormire

☆ ☆ ☆ ☆ ☆

Altri sintomi	Trigger	Misure di soccorso

Commenti

Libro di bordo del dolore

Data :-		Lun	Mar	Mer	Gio	Ven	Sab	Dom

Area del dolore

Inizio	Fine		Sito del corpo	
Durata			Fronte	Retro
			Sinistra	Destra

Gravità

1	2	3	4	5	6	7	8	9	10

Inizio	Fine		Sito del corpo	
Durata			Fronte	Retro
			Sinistra	Destra

Gravità

1	2	3	4	5	6	7	8	9	10

Inizio	Fine		Sito del corpo	
Durata			Fronte	Retro
			Sinistra	Destra

Gravità

1	2	3	4	5	6	7	8	9	10

Energia

☆ ☆ ☆ ☆ ☆

Attività

☆ ☆ ☆ ☆ ☆

Dormire

☆ ☆ ☆ ☆ ☆

Altri sintomi	Trigger	Misure di soccorso

Commenti

Libro di bordo del dolore

Data :-		Lun	Mar	Mer	Gio	Ven	Sab	Dom

Area del dolore

Inizio	Fine

Durata

Sito del corpo

Fronte	Retro
Sinistra	Destra

Gravità									
1	2	3	4	5	6	7	8	9	10

Inizio	Fine

Durata

Sito del corpo

Fronte	Retro
Sinistra	Destra

Gravità									
1	2	3	4	5	6	7	8	9	10

Inizio	Fine

Durata

Sito del corpo

Fronte	Retro
Sinistra	Destra

Gravità									
1	2	3	4	5	6	7	8	9	10

Energia
☆ ☆ ☆ ☆ ☆

Attività
☆ ☆ ☆ ☆ ☆

Dormire
☆ ☆ ☆ ☆ ☆

Altri sintomi	Trigger	Misure di soccorso

Commenti

Libro di bordo del dolore

Data :-	Lun	Mar	Mer	Gio	Ven	Sab	Dom

Area del dolore

Inizio	Fine

Durata

Sito del corpo

Fronte	Retro
Sinistra	Destra

Gravità

1	2	3	4	5	6	7	8	9	10

Inizio	Fine

Durata

Sito del corpo

Fronte	Retro
Sinistra	Destra

Gravità

1	2	3	4	5	6	7	8	9	10

Inizio	Fine

Durata

Sito del corpo

Fronte	Retro
Sinistra	Destra

Gravità

1	2	3	4	5	6	7	8	9	10

Energia

☆ ☆ ☆ ☆ ☆

Attività

☆ ☆ ☆ ☆ ☆

Dormire

☆ ☆ ☆ ☆ ☆

Altri sintomi	Trigger	Misure di soccorso

Commenti

Libro di bordo del dolore

Data :-		Lun	Mar	Mer	Gio	Ven	Sab	Dom

Area del dolore

Inizio	Fine	Sito del corpo	
Durata		Fronte	Retro
		Sinistra	Destra

Gravità

1	2	3	4	5	6	7	8	9	10

Inizio	Fine	Sito del corpo	
Durata		Fronte	Retro
		Sinistra	Destra

Gravità

1	2	3	4	5	6	7	8	9	10

Inizio	Fine	Sito del corpo	
Durata		Fronte	Retro
		Sinistra	Destra

Gravità

1	2	3	4	5	6	7	8	9	10

Energia

☆ ☆ ☆ ☆ ☆

Attività

☆ ☆ ☆ ☆ ☆

Dormire

☆ ☆ ☆ ☆ ☆

Altri sintomi	Trigger	Misure di soccorso

Commenti

Libro di bordo del dolore

Data :-		Lun	Mar	Mer	Gio	Ven	Sab	Dom

Area del dolore

Inizio	Fine

Durata

Sito del corpo

Fronte	Retro
Sinistra	Destra

Gravità

1	2	3	4	5	6	7	8	9	10

Inizio	Fine

Durata

Sito del corpo

Fronte	Retro
Sinistra	Destra

Gravità

1	2	3	4	5	6	7	8	9	10

Inizio	Fine

Durata

Sito del corpo

Fronte	Retro
Sinistra	Destra

Gravità

1	2	3	4	5	6	7	8	9	10

Energia

☆ ☆ ☆ ☆ ☆

Attività

☆ ☆ ☆ ☆ ☆

Dormire

☆ ☆ ☆ ☆ ☆

Altri sintomi	Trigger	Misure di soccorso

Commenti

Libro di bordo del dolore

Data :-		Lun	Mar	Mer	Gio	Ven	Sab	Dom

Area del dolore

Inizio	Fine		Sito del corpo	
			Fronte	Retro
Durata			Sinistra	Destra

Gravità

1	2	3	4	5	6	7	8	9	10

Inizio	Fine		Sito del corpo	
			Fronte	Retro
Durata			Sinistra	Destra

Gravità

1	2	3	4	5	6	7	8	9	10

Inizio	Fine		Sito del corpo	
			Fronte	Retro
Durata			Sinistra	Destra

Gravità

1	2	3	4	5	6	7	8	9	10

Energia

☆ ☆ ☆ ☆ ☆

Attività

☆ ☆ ☆ ☆ ☆

Dormire

☆ ☆ ☆ ☆ ☆

Altri sintomi	Trigger	Misure di soccorso

Commenti

Libro di bordo del dolore

Data :-		Lun	Mar	Mer	Gio	Ven	Sab	Dom

Area del dolore

Inizio	Fine		Sito del corpo	
Durata			Fronte	Retro
			Sinistra	Destra

Gravità

1	2	3	4	5	6	7	8	9	10

Inizio	Fine		Sito del corpo	
Durata			Fronte	Retro
			Sinistra	Destra

Gravità

1	2	3	4	5	6	7	8	9	10

Inizio	Fine		Sito del corpo	
Durata			Fronte	Retro
			Sinistra	Destra

Gravità

1	2	3	4	5	6	7	8	9	10

Energia

☆ ☆ ☆ ☆ ☆

Attività

☆ ☆ ☆ ☆ ☆

Dormire

☆ ☆ ☆ ☆ ☆

Altri sintomi	Trigger	Misure di soccorso

Commenti

Libro di bordo del dolore

Data :-		Lun	Mar	Mer	Gio	Ven	Sab	Dom

Area del dolore

Energia
☆ ☆ ☆ ☆ ☆

Attività
☆ ☆ ☆ ☆ ☆

Dormire
☆ ☆ ☆ ☆ ☆

Inizio	Fine

Durata

Sito del corpo	
Fronte	Retro
Sinistra	Destra

Gravità

1	2	3	4	5	6	7	8	9	10

Inizio	Fine

Durata

Sito del corpo	
Fronte	Retro
Sinistra	Destra

Gravità

1	2	3	4	5	6	7	8	9	10

Inizio	Fine

Durata

Sito del corpo	
Fronte	Retro
Sinistra	Destra

Gravità

1	2	3	4	5	6	7	8	9	10

Altri sintomi	Trigger	Misure di soccorso

Commenti

Libro di bordo del dolore

Data :-		Lun	Mar	Mer	Gio	Ven	Sab	Dom

Area del dolore

Inizio	Fine
Durata	

Sito del corpo

Fronte	Retro
Sinistra	Destra

Gravità

1	2	3	4	5	6	7	8	9	10

Inizio	Fine
Durata	

Sito del corpo

Fronte	Retro
Sinistra	Destra

Gravità

1	2	3	4	5	6	7	8	9	10

Inizio	Fine
Durata	

Sito del corpo

Fronte	Retro
Sinistra	Destra

Gravità

1	2	3	4	5	6	7	8	9	10

Energia

☆ ☆ ☆ ☆ ☆

Attività

☆ ☆ ☆ ☆ ☆

Dormire

☆ ☆ ☆ ☆ ☆

Altri sintomi	Trigger	Misure di soccorso

Commenti

Libro di bordo del dolore

Data :-		Lun	Mar	Mer	Gio	Ven	Sab	Dom

Area del dolore

Inizio	Fine

Durata

Sito del corpo

Fronte	Retro
Sinistra	Destra

Gravità

1	2	3	4	5	6	7	8	9	10

Inizio	Fine

Durata

Sito del corpo

Fronte	Retro
Sinistra	Destra

Gravità

1	2	3	4	5	6	7	8	9	10

Inizio	Fine

Durata

Sito del corpo

Fronte	Retro
Sinistra	Destra

Gravità

1	2	3	4	5	6	7	8	9	10

Energia

☆ ☆ ☆ ☆ ☆

Attività

☆ ☆ ☆ ☆ ☆

Dormire

☆ ☆ ☆ ☆ ☆

Altri sintomi	Trigger	Misure di soccorso

Commenti

Libro di bordo del dolore

Data :-		Lun	Mar	Mer	Gio	Ven	Sab	Dom

Area del dolore

Inizio	Fine

Durata

Sito del corpo

Fronte	Retro
Sinistra	Destra

Gravità

1	2	3	4	5	6	7	8	9	10

Inizio	Fine

Durata

Sito del corpo

Fronte	Retro
Sinistra	Destra

Gravità

1	2	3	4	5	6	7	8	9	10

Inizio	Fine

Durata

Sito del corpo

Fronte	Retro
Sinistra	Destra

Gravità

1	2	3	4	5	6	7	8	9	10

Energia

☆ ☆ ☆ ☆ ☆

Attività

☆ ☆ ☆ ☆ ☆

Dormire

☆ ☆ ☆ ☆ ☆

Altri sintomi	Trigger	Misure di soccorso

Commenti

Libro di bordo del dolore

Data :-		Lun	Mar	Mer	Gio	Ven	Sab	Dom

Area del dolore

Inizio	Fine

Durata

Sito del corpo

Fronte	Retro
Sinistra	Destra

Gravità									
1	2	3	4	5	6	7	8	9	10

Inizio	Fine

Durata

Sito del corpo

Fronte	Retro
Sinistra	Destra

Gravità									
1	2	3	4	5	6	7	8	9	10

Inizio	Fine

Durata

Sito del corpo

Fronte	Retro
Sinistra	Destra

Gravità									
1	2	3	4	5	6	7	8	9	10

Energia
☆ ☆ ☆ ☆ ☆

Attività
☆ ☆ ☆ ☆ ☆

Dormire
☆ ☆ ☆ ☆ ☆

Altri sintomi	Trigger	Misure di soccorso

Commenti

Libro di bordo del dolore

Data :-		Lun	Mar	Mer	Gio	Ven	Sab	Dom

Area del dolore

Inizio	Fine

Durata

Sito del corpo

Fronte	Retro
Sinistra	Destra

Gravità

1	2	3	4	5	6	7	8	9	10

Inizio	Fine

Durata

Sito del corpo

Fronte	Retro
Sinistra	Destra

Gravità

1	2	3	4	5	6	7	8	9	10

Inizio	Fine

Durata

Sito del corpo

Fronte	Retro
Sinistra	Destra

Gravità

1	2	3	4	5	6	7	8	9	10

Energia

☆ ☆ ☆ ☆ ☆

Attività

☆ ☆ ☆ ☆ ☆

Dormire

☆ ☆ ☆ ☆ ☆

Altri sintomi	Trigger	Misure di soccorso

Commenti

Libro di bordo del dolore

Data :-		Lun	Mar	Mer	Gio	Ven	Sab	Dom

Area del dolore

Inizio	Fine

Durata

Sito del corpo

Fronte	Retro
Sinistra	Destra

Gravità									
1	2	3	4	5	6	7	8	9	10

Inizio	Fine

Durata

Sito del corpo

Fronte	Retro
Sinistra	Destra

Gravità									
1	2	3	4	5	6	7	8	9	10

Inizio	Fine

Durata

Sito del corpo

Fronte	Retro
Sinistra	Destra

Gravità									
1	2	3	4	5	6	7	8	9	10

Energia

☆ ☆ ☆ ☆ ☆

Attività

☆ ☆ ☆ ☆ ☆

Dormire

☆ ☆ ☆ ☆ ☆

Altri sintomi	Trigger	Misure di soccorso

Commenti

Libro di bordo del dolore

Data :-		Lun	Mar	Mer	Gio	Ven	Sab	Dom

Area del dolore

Inizio	Fine

Durata

Sito del corpo

Fronte	Retro
Sinistra	Destra

Gravità

1	2	3	4	5	6	7	8	9	10

Inizio	Fine

Durata

Sito del corpo

Fronte	Retro
Sinistra	Destra

Gravità

1	2	3	4	5	6	7	8	9	10

Inizio	Fine

Durata

Sito del corpo

Fronte	Retro
Sinistra	Destra

Gravità

1	2	3	4	5	6	7	8	9	10

Energia

☆ ☆ ☆ ☆ ☆

Attività

☆ ☆ ☆ ☆ ☆

Dormire

☆ ☆ ☆ ☆ ☆

Altri sintomi	Trigger	Misure di soccorso

Commenti

Libro di bordo del dolore

Data :- | Lun | Mar | Mer | Gio | Ven | Sab | Dom

Area del dolore

Energia
☆ ☆ ☆ ☆ ☆

Attività
☆ ☆ ☆ ☆ ☆

Dormire
☆ ☆ ☆ ☆ ☆

Inizio	Fine
Durata	

Sito del corpo

Fronte	Retro
Sinistra	Destra

Gravità

1	2	3	4	5	6	7	8	9	10

Inizio	Fine
Durata	

Sito del corpo

Fronte	Retro
Sinistra	Destra

Gravità

1	2	3	4	5	6	7	8	9	10

Inizio	Fine
Durata	

Sito del corpo

Fronte	Retro
Sinistra	Destra

Gravità

1	2	3	4	5	6	7	8	9	10

Altri sintomi	Trigger	Misure di soccorso

Commenti

Libro di bordo del dolore

Data :-		Lun	Mar	Mer	Gio	Ven	Sab	Dom

Area del dolore

Inizio	Fine
Durata	

Sito del corpo

Fronte	Retro
Sinistra	Destra

Gravità

1	2	3	4	5	6	7	8	9	10

Inizio	Fine
Durata	

Sito del corpo

Fronte	Retro
Sinistra	Destra

Gravità

1	2	3	4	5	6	7	8	9	10

Inizio	Fine
Durata	

Sito del corpo

Fronte	Retro
Sinistra	Destra

Gravità

1	2	3	4	5	6	7	8	9	10

Energia

☆ ☆ ☆ ☆ ☆

Attività

☆ ☆ ☆ ☆ ☆

Dormire

☆ ☆ ☆ ☆ ☆

Altri sintomi	Trigger	Misure di soccorso

Commenti

Libro di bordo del dolore

Data :-		Lun	Mar	Mer	Gio	Ven	Sab	Dom

Area del dolore

Inizio	Fine

Durata

Sito del corpo

Fronte	Retro
Sinistra	Destra

Gravità

1	2	3	4	5	6	7	8	9	10

Inizio	Fine

Durata

Sito del corpo

Fronte	Retro
Sinistra	Destra

Gravità

1	2	3	4	5	6	7	8	9	10

Inizio	Fine

Durata

Sito del corpo

Fronte	Retro
Sinistra	Destra

Gravità

1	2	3	4	5	6	7	8	9	10

Energia

☆ ☆ ☆ ☆ ☆

Attività

☆ ☆ ☆ ☆ ☆

Dormire

☆ ☆ ☆ ☆ ☆

Altri sintomi	Trigger	Misure di soccorso

Commenti

Libro di bordo del dolore

Data :-		Lun	Mar	Mer	Gio	Ven	Sab	Dom

Area del dolore

Inizio	Fine

Durata

Sito del corpo

Fronte	Retro
Sinistra	Destra

Gravità									
1	2	3	4	5	6	7	8	9	10

Inizio	Fine

Durata

Sito del corpo

Fronte	Retro
Sinistra	Destra

Gravità									
1	2	3	4	5	6	7	8	9	10

Inizio	Fine

Durata

Sito del corpo

Fronte	Retro
Sinistra	Destra

Gravità									
1	2	3	4	5	6	7	8	9	10

Energia

☆ ☆ ☆ ☆ ☆

Attività

☆ ☆ ☆ ☆ ☆

Dormire

☆ ☆ ☆ ☆ ☆

Altri sintomi	Trigger	Misure di soccorso

Commenti

Libro di bordo del dolore

Data :-		Lun	Mar	Mer	Gio	Ven	Sab	Dom

Area del dolore

Inizio	Fine

Durata

Sito del corpo

Fronte	Retro
Sinistra	Destra

Gravità

1	2	3	4	5	6	7	8	9	10

Inizio	Fine

Durata

Sito del corpo

Fronte	Retro
Sinistra	Destra

Gravità

1	2	3	4	5	6	7	8	9	10

Inizio	Fine

Durata

Sito del corpo

Fronte	Retro
Sinistra	Destra

Gravità

1	2	3	4	5	6	7	8	9	10

Energia

☆ ☆ ☆ ☆ ☆

Attività

☆ ☆ ☆ ☆ ☆

Dormire

☆ ☆ ☆ ☆ ☆

Altri sintomi	Trigger	Misure di soccorso

Commenti

Libro di bordo del dolore

Data :-		Lun	Mar	Mer	Gio	Ven	Sab	Dom

Area del dolore

Inizio	Fine		Sito del corpo	
			Fronte	Retro
Durata			Sinistra	Destra

Gravità

1	2	3	4	5	6	7	8	9	10

Inizio	Fine		Sito del corpo	
			Fronte	Retro
Durata			Sinistra	Destra

Gravità

1	2	3	4	5	6	7	8	9	10

Inizio	Fine		Sito del corpo	
			Fronte	Retro
Durata			Sinistra	Destra

Gravità

1	2	3	4	5	6	7	8	9	10

Energia
☆ ☆ ☆ ☆ ☆

Attività
☆ ☆ ☆ ☆ ☆

Dormire
☆ ☆ ☆ ☆ ☆

Altri sintomi	Trigger	Misure di soccorso

Commenti

Libro di bordo del dolore

Data :-		Lun	Mar	Mer	Gio	Ven	Sab	Dom

Area del dolore

Inizio	Fine		Sito del corpo	
Durata			Fronte	Retro
			Sinistra	Destra

Gravità									
1	2	3	4	5	6	7	8	9	10

Inizio	Fine		Sito del corpo	
Durata			Fronte	Retro
			Sinistra	Destra

Gravità									
1	2	3	4	5	6	7	8	9	10

Inizio	Fine		Sito del corpo	
Durata			Fronte	Retro
			Sinistra	Destra

Gravità									
1	2	3	4	5	6	7	8	9	10

Energia
☆ ☆ ☆ ☆ ☆

Attività
☆ ☆ ☆ ☆ ☆

Dormire
☆ ☆ ☆ ☆ ☆

Altri sintomi	Trigger	Misure di soccorso

Commenti

Libro di bordo del dolore

Data :-		Lun	Mar	Mer	Gio	Ven	Sab	Dom

Area del dolore

Inizio	Fine

Durata

Sito del corpo

Fronte	Retro
Sinistra	Destra

Gravità

1	2	3	4	5	6	7	8	9	10

Inizio	Fine

Durata

Sito del corpo

Fronte	Retro
Sinistra	Destra

Gravità

1	2	3	4	5	6	7	8	9	10

Inizio	Fine

Durata

Sito del corpo

Fronte	Retro
Sinistra	Destra

Gravità

1	2	3	4	5	6	7	8	9	10

Energia

☆ ☆ ☆ ☆ ☆

Attività

☆ ☆ ☆ ☆ ☆

Dormire

☆ ☆ ☆ ☆ ☆

Altri sintomi	Trigger	Misure di soccorso

Commenti

Libro di bordo del dolore

Data :-		Lun	Mar	Mer	Gio	Ven	Sab	Dom

Area del dolore

Inizio	Fine		Sito del corpo	
Durata			Fronte	Retro
			Sinistra	Destra

Gravità									
1	2	3	4	5	6	7	8	9	10

Inizio	Fine		Sito del corpo	
Durata			Fronte	Retro
			Sinistra	Destra

Gravità									
1	2	3	4	5	6	7	8	9	10

Inizio	Fine		Sito del corpo	
Durata			Fronte	Retro
			Sinistra	Destra

Gravità									
1	2	3	4	5	6	7	8	9	10

Energia

☆ ☆ ☆ ☆ ☆

Attività

☆ ☆ ☆ ☆ ☆

Dormire

☆ ☆ ☆ ☆ ☆

Altri sintomi	Trigger	Misure di soccorso

Commenti

Libro di bordo del dolore

Data :-		Lun	Mar	Mer	Gio	Ven	Sab	Dom

Area del dolore

Energia
☆ ☆ ☆ ☆ ☆

Attività
☆ ☆ ☆ ☆ ☆

Dormire
☆ ☆ ☆ ☆ ☆

Inizio	Fine

Durata

Sito del corpo

Fronte	Retro
Sinistra	Destra

Gravità
1	2	3	4	5	6	7	8	9	10

Inizio	Fine

Durata

Sito del corpo

Fronte	Retro
Sinistra	Destra

Gravità
1	2	3	4	5	6	7	8	9	10

Inizio	Fine

Durata

Sito del corpo

Fronte	Retro
Sinistra	Destra

Gravità
1	2	3	4	5	6	7	8	9	10

Altri sintomi	Trigger	Misure di soccorso

Commenti

Libro di bordo del dolore

Data :-	Lun	Mar	Mer	Gio	Ven	Sab	Dom

Area del dolore

Inizio	Fine

Durata

Sito del corpo

Fronte	Retro
Sinistra	Destra

Gravità

1	2	3	4	5	6	7	8	9	10

Inizio	Fine

Durata

Sito del corpo

Fronte	Retro
Sinistra	Destra

Gravità

1	2	3	4	5	6	7	8	9	10

Inizio	Fine

Durata

Sito del corpo

Fronte	Retro
Sinistra	Destra

Gravità

1	2	3	4	5	6	7	8	9	10

Energia

☆ ☆ ☆ ☆ ☆

Attività

☆ ☆ ☆ ☆ ☆

Dormire

☆ ☆ ☆ ☆ ☆

Altri sintomi	Trigger	Misure di soccorso

Commenti

Libro di bordo del dolore

Data :-		Lun	Mar	Mer	Gio	Ven	Sab	Dom

Area del dolore

Inizio	Fine

Durata

Sito del corpo

Fronte	Retro
Sinistra	Destra

Gravità

1	2	3	4	5	6	7	8	9	10

Inizio	Fine

Durata

Sito del corpo

Fronte	Retro
Sinistra	Destra

Gravità

1	2	3	4	5	6	7	8	9	10

Inizio	Fine

Durata

Sito del corpo

Fronte	Retro
Sinistra	Destra

Gravità

1	2	3	4	5	6	7	8	9	10

Energia

☆ ☆ ☆ ☆ ☆

Attività

☆ ☆ ☆ ☆ ☆

Dormire

☆ ☆ ☆ ☆ ☆

Altri sintomi	Trigger	Misure di soccorso

Commenti

Libro di bordo del dolore

Data :-	Lun	Mar	Mer	Gio	Ven	Sab	Dom

Area del dolore

Inizio	Fine

Durata

Sito del corpo

Fronte	Retro
Sinistra	Destra

Gravità

1	2	3	4	5	6	7	8	9	10

Inizio	Fine

Durata

Sito del corpo

Fronte	Retro
Sinistra	Destra

Gravità

1	2	3	4	5	6	7	8	9	10

Inizio	Fine

Durata

Sito del corpo

Fronte	Retro
Sinistra	Destra

Gravità

1	2	3	4	5	6	7	8	9	10

Energia

☆ ☆ ☆ ☆ ☆

Attività

☆ ☆ ☆ ☆ ☆

Dormire

☆ ☆ ☆ ☆ ☆

Altri sintomi	Trigger	Misure di soccorso

Commenti

Libro di bordo del dolore

Data :-		Lun	Mar	Mer	Gio	Ven	Sab	Dom

Area del dolore

Inizio	Fine

Durata

Sito del corpo

Fronte	Retro
Sinistra	Destra

Gravità

1	2	3	4	5	6	7	8	9	10

Inizio	Fine

Durata

Sito del corpo

Fronte	Retro
Sinistra	Destra

Gravità

1	2	3	4	5	6	7	8	9	10

Inizio	Fine

Durata

Sito del corpo

Fronte	Retro
Sinistra	Destra

Gravità

1	2	3	4	5	6	7	8	9	10

Energia

☆ ☆ ☆ ☆ ☆

Attività

☆ ☆ ☆ ☆ ☆

Dormire

☆ ☆ ☆ ☆ ☆

Altri sintomi	Trigger	Misure di soccorso

Commenti

Libro di bordo del dolore

Data :-	Lun	Mar	Mer	Gio	Ven	Sab	Dom

Area del dolore

Inizio	Fine

Durata

Sito del corpo

Fronte	Retro
Sinistra	Destra

Gravità

1	2	3	4	5	6	7	8	9	10

Inizio	Fine

Durata

Sito del corpo

Fronte	Retro
Sinistra	Destra

Gravità

1	2	3	4	5	6	7	8	9	10

Inizio	Fine

Durata

Sito del corpo

Fronte	Retro
Sinistra	Destra

Gravità

1	2	3	4	5	6	7	8	9	10

Energia

☆ ☆ ☆ ☆ ☆

Attività

☆ ☆ ☆ ☆ ☆

Dormire

☆ ☆ ☆ ☆ ☆

Altri sintomi	Trigger	Misure di soccorso

Commenti

Libro di bordo del dolore

Data :-		Lun	Mar	Mer	Gio	Ven	Sab	Dom

Area del dolore

Inizio	Fine

Durata

Sito del corpo

Fronte	Retro
Sinistra	Destra

Gravità

1	2	3	4	5	6	7	8	9	10

Inizio	Fine

Durata

Sito del corpo

Fronte	Retro
Sinistra	Destra

Gravità

1	2	3	4	5	6	7	8	9	10

Inizio	Fine

Durata

Sito del corpo

Fronte	Retro
Sinistra	Destra

Gravità

1	2	3	4	5	6	7	8	9	10

Energia

☆ ☆ ☆ ☆ ☆

Attività

☆ ☆ ☆ ☆ ☆

Dormire

☆ ☆ ☆ ☆ ☆

Altri sintomi	Trigger	Misure di soccorso

Commenti

Libro di bordo del dolore

Data :-		Lun	Mar	Mer	Gio	Ven	Sab	Dom

Area del dolore

Inizio	Fine

Durata	

Sito del corpo	

Fronte	Retro
Sinistra	Destra

Gravità

1	2	3	4	5	6	7	8	9	10

Inizio	Fine

Durata	

Sito del corpo	

Fronte	Retro
Sinistra	Destra

Gravità

1	2	3	4	5	6	7	8	9	10

Inizio	Fine

Durata	

Sito del corpo	

Fronte	Retro
Sinistra	Destra

Gravità

1	2	3	4	5	6	7	8	9	10

Energia

☆ ☆ ☆ ☆ ☆

Attività

☆ ☆ ☆ ☆ ☆

Dormire

☆ ☆ ☆ ☆ ☆

Altri sintomi	Trigger	Misure di soccorso

Commenti

Libro di bordo del dolore

Data :-		Lun	Mar	Mer	Gio	Ven	Sab	Dom

Area del dolore

Inizio	Fine

Durata

Sito del corpo

Fronte	Retro
Sinistra	Destra

Gravità

1	2	3	4	5	6	7	8	9	10

Inizio	Fine

Durata

Sito del corpo

Fronte	Retro
Sinistra	Destra

Gravità

1	2	3	4	5	6	7	8	9	10

Inizio	Fine

Durata

Sito del corpo

Fronte	Retro
Sinistra	Destra

Gravità

1	2	3	4	5	6	7	8	9	10

Energia

☆ ☆ ☆ ☆ ☆

Attività

☆ ☆ ☆ ☆ ☆

Dormire

☆ ☆ ☆ ☆ ☆

Altri sintomi	Trigger	Misure di soccorso

Commenti

Libro di bordo del dolore

Data :-	Lun	Mar	Mer	Gio	Ven	Sab	Dom

Area del dolore

Inizio	Fine
Durata	

Sito del corpo	
Fronte	Retro
Sinistra	Destra

Gravità

1	2	3	4	5	6	7	8	9	10

Inizio	Fine
Durata	

Sito del corpo	
Fronte	Retro
Sinistra	Destra

Gravità

1	2	3	4	5	6	7	8	9	10

Inizio	Fine
Durata	

Sito del corpo	
Fronte	Retro
Sinistra	Destra

Gravità

1	2	3	4	5	6	7	8	9	10

Energia

☆ ☆ ☆ ☆ ☆

Attività

☆ ☆ ☆ ☆ ☆

Dormire

☆ ☆ ☆ ☆ ☆

Altri sintomi	Trigger	Misure di soccorso

Commenti

Libro di bordo del dolore

Data :-		Lun	Mar	Mer	Gio	Ven	Sab	Dom

Area del dolore

Inizio	Fine

Durata

Sito del corpo	
Fronte	Retro
Sinistra	Destra

Gravità

1	2	3	4	5	6	7	8	9	10

Inizio	Fine

Durata

Sito del corpo	
Fronte	Retro
Sinistra	Destra

Gravità

1	2	3	4	5	6	7	8	9	10

Inizio	Fine

Durata

Sito del corpo	
Fronte	Retro
Sinistra	Destra

Gravità

1	2	3	4	5	6	7	8	9	10

Energia

☆ ☆ ☆ ☆ ☆

Attività

☆ ☆ ☆ ☆ ☆

Dormire

☆ ☆ ☆ ☆ ☆

Altri sintomi	Trigger	Misure di soccorso

Commenti

Libro di bordo del dolore

Data :-		Lun	Mar	Mer	Gio	Ven	Sab	Dom

Area del dolore

Inizio	Fine

Durata

Sito del corpo

Fronte	Retro
Sinistra	Destra

Gravità

1	2	3	4	5	6	7	8	9	10

Inizio	Fine

Durata

Sito del corpo

Fronte	Retro
Sinistra	Destra

Gravità

1	2	3	4	5	6	7	8	9	10

Inizio	Fine

Durata

Sito del corpo

Fronte	Retro
Sinistra	Destra

Gravità

1	2	3	4	5	6	7	8	9	10

Energia

☆ ☆ ☆ ☆ ☆

Attività

☆ ☆ ☆ ☆ ☆

Dormire

☆ ☆ ☆ ☆ ☆

Altri sintomi	Trigger	Misure di soccorso

Commenti

Libro di bordo del dolore

Data :-		Lun	Mar	Mer	Gio	Ven	Sab	Dom

Area del dolore

Inizio	Fine

Durata

Sito del corpo

Fronte	Retro
Sinistra	Destra

Gravità									
1	2	3	4	5	6	7	8	9	10

Inizio	Fine

Durata

Sito del corpo

Fronte	Retro
Sinistra	Destra

Gravità									
1	2	3	4	5	6	7	8	9	10

Inizio	Fine

Durata

Sito del corpo

Fronte	Retro
Sinistra	Destra

Gravità									
1	2	3	4	5	6	7	8	9	10

Energia
☆ ☆ ☆ ☆ ☆

Attività
☆ ☆ ☆ ☆ ☆

Dormire
☆ ☆ ☆ ☆ ☆

Altri sintomi	Trigger	Misure di soccorso

Commenti

Libro di bordo del dolore

Data :-	Lun	Mar	Mer	Gio	Ven	Sab	Dom

Area del dolore

Inizio	Fine
Durata	

Sito del corpo	
Fronte	Retro
Sinistra	Destra

Gravità									
1	2	3	4	5	6	7	8	9	10

Inizio	Fine
Durata	

Sito del corpo	
Fronte	Retro
Sinistra	Destra

Gravità									
1	2	3	4	5	6	7	8	9	10

Inizio	Fine
Durata	

Sito del corpo	
Fronte	Retro
Sinistra	Destra

Gravità									
1	2	3	4	5	6	7	8	9	10

Energia
☆ ☆ ☆ ☆ ☆

Attività
☆ ☆ ☆ ☆ ☆

Dormire
☆ ☆ ☆ ☆ ☆

Altri sintomi	Trigger	Misure di soccorso

Commenti

Libro di bordo del dolore

Data :-		Lun	Mar	Mer	Gio	Ven	Sab	Dom

Area del dolore

Inizio	Fine

Durata

Sito del corpo

Fronte	Retro
Sinistra	Destra

Gravità

1	2	3	4	5	6	7	8	9	10

Inizio	Fine

Durata

Sito del corpo

Fronte	Retro
Sinistra	Destra

Gravità

1	2	3	4	5	6	7	8	9	10

Inizio	Fine

Durata

Sito del corpo

Fronte	Retro
Sinistra	Destra

Gravità

1	2	3	4	5	6	7	8	9	10

Energia

☆ ☆ ☆ ☆ ☆

Attività

☆ ☆ ☆ ☆ ☆

Dormire

☆ ☆ ☆ ☆ ☆

Altri sintomi	Trigger	Misure di soccorso

Commenti

Libro di bordo del dolore

Data :- | Lun | Mar | Mer | Gio | Ven | Sab | Dom

Area del dolore

Energia
☆ ☆ ☆ ☆ ☆

Attività
☆ ☆ ☆ ☆ ☆

Dormire
☆ ☆ ☆ ☆ ☆

Inizio	Fine

Durata

Sito del corpo

Fronte	Retro
Sinistra	Destra

Gravità
1	2	3	4	5	6	7	8	9	10

Inizio	Fine

Durata

Sito del corpo

Fronte	Retro
Sinistra	Destra

Gravità
1	2	3	4	5	6	7	8	9	10

Inizio	Fine

Durata

Sito del corpo

Fronte	Retro
Sinistra	Destra

Gravità
1	2	3	4	5	6	7	8	9	10

Altri sintomi	Trigger	Misure di soccorso

Commenti

Libro di bordo del dolore

Data :-		Lun	Mar	Mer	Gio	Ven	Sab	Dom

Area del dolore

Inizio	Fine

Durata

Sito del corpo

Fronte	Retro
Sinistra	Destra

Gravità

1	2	3	4	5	6	7	8	9	10

Inizio	Fine

Durata

Sito del corpo

Fronte	Retro
Sinistra	Destra

Gravità

1	2	3	4	5	6	7	8	9	10

Inizio	Fine

Durata

Sito del corpo

Fronte	Retro
Sinistra	Destra

Gravità

1	2	3	4	5	6	7	8	9	10

Energia

☆ ☆ ☆ ☆ ☆

Attività

☆ ☆ ☆ ☆ ☆

Dormire

☆ ☆ ☆ ☆ ☆

Altri sintomi	Trigger	Misure di soccorso

Commenti

Libro di bordo del dolore

Data :-		Lun	Mar	Mer	Gio	Ven	Sab	Dom

Area del dolore

Inizio	Fine

Durata

Sito del corpo

Fronte	Retro
Sinistra	Destra

Gravità									
1	2	3	4	5	6	7	8	9	10

Inizio	Fine

Durata

Sito del corpo

Fronte	Retro
Sinistra	Destra

Gravità									
1	2	3	4	5	6	7	8	9	10

Inizio	Fine

Durata

Sito del corpo

Fronte	Retro
Sinistra	Destra

Gravità									
1	2	3	4	5	6	7	8	9	10

Energia

☆ ☆ ☆ ☆ ☆

Attività

☆ ☆ ☆ ☆ ☆

Dormire

☆ ☆ ☆ ☆ ☆

Altri sintomi	Trigger	Misure di soccorso

Commenti

Libro di bordo del dolore

Data :-		Lun	Mar	Mer	Gio	Ven	Sab	Dom

Area del dolore

Inizio	Fine

Durata

Sito del corpo

Fronte	Retro
Sinistra	Destra

Gravità

1	2	3	4	5	6	7	8	9	10

Inizio	Fine

Durata

Sito del corpo

Fronte	Retro
Sinistra	Destra

Gravità

1	2	3	4	5	6	7	8	9	10

Inizio	Fine

Durata

Sito del corpo

Fronte	Retro
Sinistra	Destra

Gravità

1	2	3	4	5	6	7	8	9	10

Energia

☆ ☆ ☆ ☆ ☆

Attività

☆ ☆ ☆ ☆ ☆

Dormire

☆ ☆ ☆ ☆ ☆

Altri sintomi	Trigger	Misure di soccorso

Commenti

Libro di bordo del dolore

Data :-		Lun	Mar	Mer	Gio	Ven	Sab	Dom

Area del dolore

Energia
☆ ☆ ☆ ☆ ☆

Attività
☆ ☆ ☆ ☆ ☆

Dormire
☆ ☆ ☆ ☆ ☆

Inizio	Fine

Durata

Sito del corpo

Fronte	Retro
Sinistra	Destra

Gravità

1	2	3	4	5	6	7	8	9	10

Inizio	Fine

Durata

Sito del corpo

Fronte	Retro
Sinistra	Destra

Gravità

1	2	3	4	5	6	7	8	9	10

Inizio	Fine

Durata

Sito del corpo

Fronte	Retro
Sinistra	Destra

Gravità

1	2	3	4	5	6	7	8	9	10

Altri sintomi	Trigger	Misure di soccorso

Commenti

Libro di bordo del dolore

Data :-		Lun	Mar	Mer	Gio	Ven	Sab	Dom

Area del dolore

Inizio	Fine
Durata	

Sito del corpo	
Fronte	Retro
Sinistra	Destra

Gravità

1	2	3	4	5	6	7	8	9	10

Inizio	Fine
Durata	

Sito del corpo	
Fronte	Retro
Sinistra	Destra

Gravità

1	2	3	4	5	6	7	8	9	10

Inizio	Fine
Durata	

Sito del corpo	
Fronte	Retro
Sinistra	Destra

Gravità

1	2	3	4	5	6	7	8	9	10

Energia

☆ ☆ ☆ ☆ ☆

Attività

☆ ☆ ☆ ☆ ☆

Dormire

☆ ☆ ☆ ☆ ☆

Altri sintomi	Trigger	Misure di soccorso

Commenti

Libro di bordo del dolore

Data :-		Lun	Mar	Mer	Gio	Ven	Sab	Dom

Area del dolore

Inizio	Fine		Sito del corpo	
Durata			Fronte	Retro
			Sinistra	Destra

Gravità

1	2	3	4	5	6	7	8	9	10

Inizio	Fine		Sito del corpo	
Durata			Fronte	Retro
			Sinistra	Destra

Gravità

1	2	3	4	5	6	7	8	9	10

Inizio	Fine		Sito del corpo	
Durata			Fronte	Retro
			Sinistra	Destra

Gravità

1	2	3	4	5	6	7	8	9	10

Energia

☆ ☆ ☆ ☆ ☆

Attività

☆ ☆ ☆ ☆ ☆

Dormire

☆ ☆ ☆ ☆ ☆

Altri sintomi	Trigger	Misure di soccorso

Commenti

Libro di bordo del dolore

Data :-		Lun	Mar	Mer	Gio	Ven	Sab	Dom

Area del dolore

Inizio	Fine

Durata

Sito del corpo

Fronte	Retro
Sinistra	Destra

Gravità									
1	2	3	4	5	6	7	8	9	10

Inizio	Fine

Durata

Sito del corpo

Fronte	Retro
Sinistra	Destra

Gravità									
1	2	3	4	5	6	7	8	9	10

Inizio	Fine

Durata

Sito del corpo

Fronte	Retro
Sinistra	Destra

Gravità									
1	2	3	4	5	6	7	8	9	10

Energia
☆ ☆ ☆ ☆ ☆

Attività
☆ ☆ ☆ ☆ ☆

Dormire
☆ ☆ ☆ ☆ ☆

Altri sintomi	Trigger	Misure di soccorso

Commenti

Libro di bordo del dolore

Data :-	Lun	Mar	Mer	Gio	Ven	Sab	Dom

Area del dolore

Inizio	Fine

Durata

Sito del corpo

Fronte	Retro
Sinistra	Destra

Gravità

1	2	3	4	5	6	7	8	9	10

Inizio	Fine

Durata

Sito del corpo

Fronte	Retro
Sinistra	Destra

Gravità

1	2	3	4	5	6	7	8	9	10

Inizio	Fine

Durata

Sito del corpo

Fronte	Retro
Sinistra	Destra

Gravità

1	2	3	4	5	6	7	8	9	10

Energia

☆ ☆ ☆ ☆ ☆

Attività

☆ ☆ ☆ ☆ ☆

Dormire

☆ ☆ ☆ ☆ ☆

Altri sintomi	Trigger	Misure di soccorso

Commenti

Libro di bordo del dolore

Data :-		Lun	Mar	Mer	Gio	Ven	Sab	Dom

Area del dolore

Inizio	Fine

Durata

Sito del corpo

Fronte	Retro
Sinistra	Destra

Gravità

1	2	3	4	5	6	7	8	9	10

Inizio	Fine

Durata

Sito del corpo

Fronte	Retro
Sinistra	Destra

Gravità

1	2	3	4	5	6	7	8	9	10

Inizio	Fine

Durata

Sito del corpo

Fronte	Retro
Sinistra	Destra

Gravità

1	2	3	4	5	6	7	8	9	10

Energia

☆ ☆ ☆ ☆ ☆

Attività

☆ ☆ ☆ ☆ ☆

Dormire

☆ ☆ ☆ ☆ ☆

Altri sintomi	Trigger	Misure di soccorso

Commenti

Libro di bordo del dolore

Data :-		Lun	Mar	Mer	Gio	Ven	Sab	Dom

Area del dolore

Inizio	Fine

Durata

Sito del corpo

Fronte	Retro
Sinistra	Destra

Gravità

1	2	3	4	5	6	7	8	9	10

Inizio	Fine

Durata

Sito del corpo

Fronte	Retro
Sinistra	Destra

Gravità

1	2	3	4	5	6	7	8	9	10

Inizio	Fine

Durata

Sito del corpo

Fronte	Retro
Sinistra	Destra

Gravità

1	2	3	4	5	6	7	8	9	10

Energia

☆ ☆ ☆ ☆ ☆

Attività

☆ ☆ ☆ ☆ ☆

Dormire

☆ ☆ ☆ ☆ ☆

Altri sintomi	Trigger	Misure di soccorso

Commenti

Libro di bordo del dolore

Data :-		Lun	Mar	Mer	Gio	Ven	Sab	Dom

Area del dolore

Inizio	Fine

Durata

Sito del corpo

Fronte	Retro
Sinistra	Destra

Gravità									
1	2	3	4	5	6	7	8	9	10

Inizio	Fine

Durata

Sito del corpo

Fronte	Retro
Sinistra	Destra

Gravità									
1	2	3	4	5	6	7	8	9	10

Inizio	Fine

Durata

Sito del corpo

Fronte	Retro
Sinistra	Destra

Gravità									
1	2	3	4	5	6	7	8	9	10

Energia

☆ ☆ ☆ ☆ ☆

Attività

☆ ☆ ☆ ☆ ☆

Dormire

☆ ☆ ☆ ☆ ☆

Altri sintomi	Trigger	Misure di soccorso

Commenti

Libro di bordo del dolore

Data :-		Lun	Mar	Mer	Gio	Ven	Sab	Dom

Area del dolore

Inizio	Fine
Durata	

Sito del corpo	
Fronte	Retro
Sinistra	Destra

Gravità

1	2	3	4	5	6	7	8	9	10

Inizio	Fine
Durata	

Sito del corpo	
Fronte	Retro
Sinistra	Destra

Gravità

1	2	3	4	5	6	7	8	9	10

Inizio	Fine
Durata	

Sito del corpo	
Fronte	Retro
Sinistra	Destra

Gravità

1	2	3	4	5	6	7	8	9	10

Energia

☆ ☆ ☆ ☆ ☆

Attività

☆ ☆ ☆ ☆ ☆

Dormire

☆ ☆ ☆ ☆ ☆

Altri sintomi	Trigger	Misure di soccorso

Commenti

Libro di bordo del dolore

Data :-		Lun	Mar	Mer	Gio	Ven	Sab	Dom

Area del dolore

Energia
☆ ☆ ☆ ☆ ☆

Attività
☆ ☆ ☆ ☆ ☆

Dormire
☆ ☆ ☆ ☆ ☆

Inizio	Fine

Durata

Sito del corpo	
Fronte	Retro
Sinistra	Destra

Gravità

1	2	3	4	5	6	7	8	9	10

Inizio	Fine

Durata

Sito del corpo	
Fronte	Retro
Sinistra	Destra

Gravità

1	2	3	4	5	6	7	8	9	10

Inizio	Fine

Durata

Sito del corpo	
Fronte	Retro
Sinistra	Destra

Gravità

1	2	3	4	5	6	7	8	9	10

Altri sintomi	Trigger	Misure di soccorso

Commenti

Libro di bordo del dolore

Data :-		Lun	Mar	Mer	Gio	Ven	Sab	Dom

Area del dolore

Inizio	Fine	Sito del corpo	
Durata		Fronte	Retro
		Sinistra	Destra

Gravità

1	2	3	4	5	6	7	8	9	10

Inizio	Fine	Sito del corpo	
Durata		Fronte	Retro
		Sinistra	Destra

Gravità

1	2	3	4	5	6	7	8	9	10

Inizio	Fine	Sito del corpo	
Durata		Fronte	Retro
		Sinistra	Destra

Gravità

1	2	3	4	5	6	7	8	9	10

Energia

☆ ☆ ☆ ☆ ☆

Attività

☆ ☆ ☆ ☆ ☆

Dormire

☆ ☆ ☆ ☆ ☆

Altri sintomi	Trigger	Misure di soccorso

Commenti

Libro di bordo del dolore

Data :-		Lun	Mar	Mer	Gio	Ven	Sab	Dom

Area del dolore

Energia

☆ ☆ ☆ ☆ ☆

Attività

☆ ☆ ☆ ☆ ☆

Dormire

☆ ☆ ☆ ☆ ☆

Inizio	Fine
Durata	

Sito del corpo	
Fronte	Retro
Sinistra	Destra

Gravità

1	2	3	4	5	6	7	8	9	10

Inizio	Fine
Durata	

Sito del corpo	
Fronte	Retro
Sinistra	Destra

Gravità

1	2	3	4	5	6	7	8	9	10

Inizio	Fine
Durata	

Sito del corpo	
Fronte	Retro
Sinistra	Destra

Gravità

1	2	3	4	5	6	7	8	9	10

Altri sintomi	Trigger	Misure di soccorso

Commenti

Libro di bordo del dolore

Data :-		Lun	Mar	Mer	Gio	Ven	Sab	Dom

Area del dolore

Energia				
☆	☆	☆	☆	☆
Attività				
☆	☆	☆	☆	☆
Dormire				
☆	☆	☆	☆	☆

Inizio	Fine
Durata	

Sito del corpo	
Fronte	Retro
Sinistra	Destra

Gravità

1	2	3	4	5	6	7	8	9	10

Inizio	Fine
Durata	

Sito del corpo	
Fronte	Retro
Sinistra	Destra

Gravità

1	2	3	4	5	6	7	8	9	10

Inizio	Fine
Durata	

Sito del corpo	
Fronte	Retro
Sinistra	Destra

Gravità

1	2	3	4	5	6	7	8	9	10

Altri sintomi	Trigger	Misure di soccorso

Commenti

Libro di bordo del dolore

Data :-		Lun	Mar	Mer	Gio	Ven	Sab	Dom

Area del dolore

Energia
☆ ☆ ☆ ☆ ☆

Attività
☆ ☆ ☆ ☆ ☆

Dormire
☆ ☆ ☆ ☆ ☆

Inizio	Fine

Durata

Sito del corpo

Fronte	Retro
Sinistra	Destra

Gravità

1	2	3	4	5	6	7	8	9	10

Inizio	Fine

Durata

Sito del corpo

Fronte	Retro
Sinistra	Destra

Gravità

1	2	3	4	5	6	7	8	9	10

Inizio	Fine

Durata

Sito del corpo

Fronte	Retro
Sinistra	Destra

Gravità

1	2	3	4	5	6	7	8	9	10

Altri sintomi	Trigger	Misure di soccorso

Commenti

Libro di bordo del dolore

Data :-		Lun	Mar	Mer	Gio	Ven	Sab	Dom

Area del dolore

Inizio	Fine

Durata

Sito del corpo

Fronte	Retro
Sinistra	Destra

Gravità									
1	2	3	4	5	6	7	8	9	10

Inizio	Fine

Durata

Sito del corpo

Fronte	Retro
Sinistra	Destra

Gravità									
1	2	3	4	5	6	7	8	9	10

Inizio	Fine

Durata

Sito del corpo

Fronte	Retro
Sinistra	Destra

Gravità									
1	2	3	4	5	6	7	8	9	10

Energia

☆ ☆ ☆ ☆ ☆

Attività

☆ ☆ ☆ ☆ ☆

Dormire

☆ ☆ ☆ ☆ ☆

Altri sintomi	Trigger	Misure di soccorso

Commenti

Libro di bordo del dolore

Data :-	Lun	Mar	Mer	Gio	Ven	Sab	Dom

Area del dolore

Energia

☆ ☆ ☆ ☆ ☆

Attività

☆ ☆ ☆ ☆ ☆

Dormire

☆ ☆ ☆ ☆ ☆

Inizio	Fine

Durata

Sito del corpo	
Fronte	Retro
Sinistra	Destra

Gravità

1	2	3	4	5	6	7	8	9	10

Inizio	Fine

Durata

Sito del corpo	
Fronte	Retro
Sinistra	Destra

Gravità

1	2	3	4	5	6	7	8	9	10

Inizio	Fine

Durata

Sito del corpo	
Fronte	Retro
Sinistra	Destra

Gravità

1	2	3	4	5	6	7	8	9	10

Altri sintomi	Trigger	Misure di soccorso

Commenti

Libro di bordo del dolore

Data :-		Lun	Mar	Mer	Gio	Ven	Sab	Dom

Area del dolore

Energia
☆ ☆ ☆ ☆ ☆

Attività
☆ ☆ ☆ ☆ ☆

Dormire
☆ ☆ ☆ ☆ ☆

Inizio	Fine

Durata

Sito del corpo	
Fronte	Retro
Sinistra	Destra

Gravità

1	2	3	4	5	6	7	8	9	10

Inizio	Fine

Durata

Sito del corpo	
Fronte	Retro
Sinistra	Destra

Gravità

1	2	3	4	5	6	7	8	9	10

Inizio	Fine

Durata

Sito del corpo	
Fronte	Retro
Sinistra	Destra

Gravità

1	2	3	4	5	6	7	8	9	10

Altri sintomi	Trigger	Misure di soccorso

Commenti

Libro di bordo del dolore

Data :-		Lun	Mar	Mer	Gio	Ven	Sab	Dom

Area del dolore

Inizio	Fine

Durata

Sito del corpo

Fronte	Retro
Sinistra	Destra

Gravità

1	2	3	4	5	6	7	8	9	10

Inizio	Fine

Durata

Sito del corpo

Fronte	Retro
Sinistra	Destra

Gravità

1	2	3	4	5	6	7	8	9	10

Inizio	Fine

Durata

Sito del corpo

Fronte	Retro
Sinistra	Destra

Gravità

1	2	3	4	5	6	7	8	9	10

Energia

☆ ☆ ☆ ☆ ☆

Attività

☆ ☆ ☆ ☆ ☆

Dormire

☆ ☆ ☆ ☆ ☆

Altri sintomi	Trigger	Misure di soccorso

Commenti

Libro di bordo del dolore

Data :-		Lun	Mar	Mer	Gio	Ven	Sab	Dom

Area del dolore

Inizio	Fine

Durata

Sito del corpo

Fronte	Retro
Sinistra	Destra

Gravità									
1	2	3	4	5	6	7	8	9	10

Inizio	Fine

Durata

Sito del corpo

Fronte	Retro
Sinistra	Destra

Gravità									
1	2	3	4	5	6	7	8	9	10

Inizio	Fine

Durata

Sito del corpo

Fronte	Retro
Sinistra	Destra

Gravità									
1	2	3	4	5	6	7	8	9	10

Energia

☆ ☆ ☆ ☆ ☆

Attività

☆ ☆ ☆ ☆ ☆

Dormire

☆ ☆ ☆ ☆ ☆

Altri sintomi	Trigger	Misure di soccorso

Commenti

Libro di bordo del dolore

Data :-		Lun	Mar	Mer	Gio	Ven	Sab	Dom

Area del dolore

Inizio	Fine
Durata	

Sito del corpo	
Fronte	Retro
Sinistra	Destra

Gravità									
1	2	3	4	5	6	7	8	9	10

Inizio	Fine
Durata	

Sito del corpo	
Fronte	Retro
Sinistra	Destra

Gravità									
1	2	3	4	5	6	7	8	9	10

Inizio	Fine
Durata	

Sito del corpo	
Fronte	Retro
Sinistra	Destra

Gravità									
1	2	3	4	5	6	7	8	9	10

Energia

☆ ☆ ☆ ☆ ☆

Attività

☆ ☆ ☆ ☆ ☆

Dormire

☆ ☆ ☆ ☆ ☆

Altri sintomi	Trigger	Misure di soccorso

Commenti

Libro di bordo del dolore

Data :-		Lun	Mar	Mer	Gio	Ven	Sab	Dom

Area del dolore

Inizio	Fine

Durata

Sito del corpo

Fronte	Retro
Sinistra	Destra

Gravità									
1	2	3	4	5	6	7	8	9	10

Inizio	Fine

Durata

Sito del corpo

Fronte	Retro
Sinistra	Destra

Gravità									
1	2	3	4	5	6	7	8	9	10

Inizio	Fine

Durata

Sito del corpo

Fronte	Retro
Sinistra	Destra

Gravità									
1	2	3	4	5	6	7	8	9	10

Energia

☆ ☆ ☆ ☆ ☆

Attività

☆ ☆ ☆ ☆ ☆

Dormire

☆ ☆ ☆ ☆ ☆

Altri sintomi	Trigger	Misure di soccorso

Commenti
